AF609962

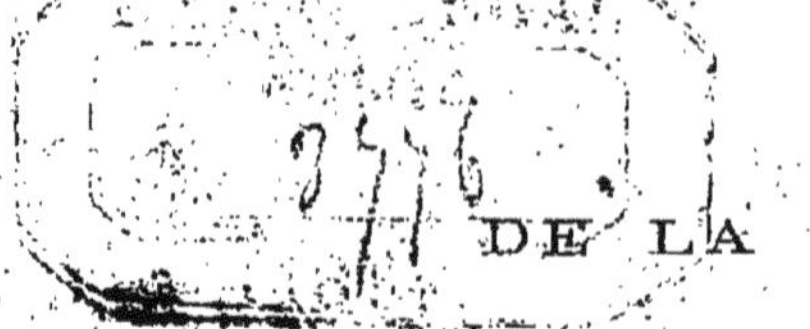

DE LA

DIGITALINE

SES PROPRIÉTÉS, SES EFFETS

AVEC

UN MOYEN CHIMIQUE

de reconnaître sa présence

PAR

LE DOCTEUR BONNIÈRE

Ex-Professeur de Thérapeutique, Matière médicale et pharmacologie

Prix : 50 centimes

PARIS

CHEZ TOUS LES LIBRAIRES

14 mai 1864

LA DIGITALINE

(*Extrait du* Globe *du dimanche* 15 *mai* 1864)

En ce moment où le procès du docteur Couty de la Pommerais (1) est le sujet de toutes les conversations, où l'on ne parle que de *digitaline*, nous avons cru être agréable à nos lecteurs en leur faisant connaître les propriétés de cette substance, ses effets et surtout les symptômes de l'empoisonnement que son emploi à haute dose peut déterminer. C'est donc une courte monographie de la digitaline que nous publions aujourd'hui ; nous suivrons dans ce travail l'ordre généralement adopté dans les études de ce genre, c'est-à-dire que nous commencerons par l'historique de sa découverte et sa préparation, pour continuer par la description des effets que son absorption détermine sur l'homme ou les animaux et l'énumération des substances dont l'ingestion détermine des accidents semblables. Puis nous terminerons par une indication de ses antidotes ou des substances qu'on peut lui opposer pour neutraliser ses effets pernicieux.

(1) On comprendra facilement le sentiment de délicatesse qui nous a empêché de faire des rapprochements entre certains incidents du procès et les idées que nous émettons dans cette brochure ; cela eût pu être parfois assez piquant, mais aussi cela eût été peu généreux pour les parties en présence.

1864

§ I. — DÉFINITION.

La digitaline se trouve dans la digitale : c'est le principe actif de cette plante qu'on cultive comme fleur d'ornement dans tous les jardins et que nous allons décrire en peu de mots.

La digitale est une plante bisannuelle : elle ne fleurit que l'année qui suit celle où elle a été semée, pour se dessécher et mourir immédiatement après avoir donné ses semences. Au printemps elle se présente sous la forme d'une touffe de feuilles oblongues, brun-vert en dessus, blanchâtre en dessous ; du centre de cette touffe il s'élance bientôt une tige qui peut atteindre jusqu'à un mètre de hauteur et qui se couvre d'une multitude de fleurs purpurines, toutes attachées d'un même côté de la tige et pendantes. C'est la forme de ces fleurs, en doigt de gant ou ressemblant à un dé à coudre (en latin *digitalis*) qui a fait donner à la digitale le nom qu'elle porte. Cette disposition des fleurs, leur couleur et leur multiplicité font véritablement de cette plante un des plus beaux ornements de nos parterres.

Ce que nous dirons désormais de la digitaline s'applique exactement à la digitale ; l'énergie seule diffère, attendu que la digitaline est à peu près cent fois plus active que la poudre sèche de la plante dont elle provient.

§ II. — HISTORIQUE.

« Il est surprenant, dit M. Trousseau dans son traité de thérapeutique, qu'une plante dont les propriétés médicinales sont si puissantes et si régulières n'ait pas figuré plus tôt dans la classe des végétaux qui fournissent à la matière médicale tant et de si héroïques agents, lorsqu'on voit Dioscoride, Aëtius accorder les propriétés les plus merveilleuses à une foule de simples dont la réputation est venue se perdre dans les temps modernes. En effet, c'est seulement en 1721 qu'au rapport de Murray, on voit la digitale admise dans la pharmacopée de Londres, d'où elle est d'abord bannie, pour reparaître en 1788, et prendre place définitivement dans les traités des drogues. »

Les craintes qu'inspirait son énergie, et l'idée qu'on se faisait de ses propriétés vénéneuses peuvent seules expliquer la défaveur avec laquelle on l'accueillit et dont on ne revint que peu à peu. Il est vrai que lorsqu'on la connut mieux, le revirement fut extrême : il faudrait toute une page pour énumérer les maladies que la digitale guérissait ou devait guérir, depuis les hydropisies jusqu'à la phthysie pulmonaire!...

On l'employait alors sous toutes les formes : en poudre, en infusion, en décoction, fraîche ou desséchée, en teinture ou en dissolution dans l'alcool ou l'éther, etc. Ce n'est qu'en 1824 qu'un pharmacien de Genève, M. Leroyer, retira de la digitale une substance particulière à laquelle il donna le nom de digitaline; mais ce n'était pas là le principe que nous connaissons aujourd'hui.

C'est donc à tort qu'on lui en attribue la découverte, et l'honneur doit en être rendu aux véritables inventeurs, MM. Homolle et Quevenne, qui parvinrent les premiers à isoler la véritable digitaline (tandis que leurs prédécesseurs n'avaient fait qu'obtenir des produits dans lesquels ce principe était plus ou moins concentré). C'est ce qui leur valut en 1844 le prix de 1,000 fr. proposé par la Société de pharmacie et remis pour la quatrième fois au concours.

§ III. — PRÉPARATION.

Voici le mode de préparation de la digitaline employé par MM. Homolle et Quevenne.

On traite par l'eau de la poudre de feuilles de digitale; on précipite une grande quantité de corps étrangers par le sous-acétate de plomb, et l'excès de celui-ci est à son tour entraîné par un mélange de carbonate et de phosphate de soude; la chaux est éliminée par l'oxalate d'ammoniaque. On filtre le liquide et l'on y ajoute une solution de tannin : la digitaline est précipitée ; on neutralise le tannin par de la litharge ; on dessèche le tout à l'étuve, on pulvérise et on traite par l'alcool à 90°, qui dissout la digitaline et quelques matières étrangères. — Pour enlever celles-ci, il suffit de filtrer la dissolution alcoolique, de la faire évaporer et de traiter par l'éther très concentré qui dissout ces principes et laisse la digitaline intacte.

§ IV. — CARACTÈRES.

La digitaline se présente sous la forme d'une masse pulvérulente, d'une couleur jaune-pâle, offrant à peine des traces de cristallisation.

Elle offre une saveur extrêmement amère : un seul gramme de cette matière communique à 200 litres d'eau une amertume très appréciable !

Comme elle est plus lourde que l'eau, elle se précipite au fond des vases dans lesquels on la projette, sans se fondre d'une manière sensible : un litre d'eau n'en dissout que lentement 50 centigrammes.

L'alcool concentré en dissout de grandes quantités; l'éther pur n'en dissout que 1/100e de son poids.

UN DES PRINCIPAUX CARACTÈRES DE LA DIGITALINE EST DE FORMER AVEC L'ACIDE CHLORHYDRIQUE CONCENTRÉ UNE SOLUTION TROUBLE D'UN BEAU VERT PRÉ OU VERT INTENSE, SUIVANT LA PROPORTION ET LA DURÉE DU CONTACT. (*Homolte et Quevenne,*)

Aussi l'acide chlorhydrique est-il le réactif par excellence de la digitaline.

§ V.— PROPRIÉTÉS MÉDICINALES ET VÉNÉNEUSES.

L'effet le plus remarquable des préparations de digitale est de ralentir la circulation : ainsi le pouls qui donnait soixante-dix pulsations peut, sous leur influence, être amené à n'en donner plus que 30 ou 40, après un espace de temps plus ou moins long et variable selon les sujets; c'est l'impression produite par ce ralentissement que M. Barbier a rendue d'une manière si pittoresque : « Lorsque, le doigt posé sur l'artère, on attend les battements du pouls, on s'étonne de les sentir si loin les uns des autres : on se demande si les mouvements de la vie ne vont pas s'interrompre. »

On remarque constamment une augmentation considérable de la sécrétion urinaire, dont la quantité est proportionnelle à l'abaissement du pouls, de sorte qu'on peut juger de la puissance sédative d'une préparation de digitale par sa puissance diurétique.

Un phénomène très remarquable est que le ralentissement du pouls est toujours plus considérable après la cessation de l'usage des préparations de digitale que pendant leur emploi: c'est aujourd'hui un fait mis hors de doute ; cette persistance d'action ou même cet accroissement dureront parfois jusqu'à dix et quinze jours, de sorte qu'on peut impunément, et quelquefois avec avantage, suspendre l'ingestion du médicament pendant ce laps de temps.

En général, on peut dire que la digitaline atteint son maximum d'effet immédiat cinq ou six heures après avoir été introduite dans l'estomac.

Un second effet de la digitaline, lorsque la dose est trop élevée, est de produire des nausées et des vomissements, ou au moins des tiraillements d'estomac avec des envies de manger, quelquefois des sentiments de défaillance de cet organe.

Si la dose est toxique, au delà de 10 à 20 milligrammes, par exemple, les nausées et les vomissements ne font jamais défaut, et la mort peut arriver, quoiqu'une partie du poison ait été rejetée avec les matières vomies. Nous sommes loin de partager, sur ce point, l'opinion de MM. Homolle et Quevenne, lorsqu'ils disent que « les vomissements débarrassent l'économie de l'excès du médicament non encore absorbé, et, remplissant pour ainsi dire l'office de soupape de sûreté, mettent obstacle au développement des accidents véritablement toxiques. » Il est malheureusement loin d'en être ainsi.

En même temps que les nausées, il se manifeste une vive anxiété précordiale, comparable à celle du mal de mer ; la langue est sèche, et cependant les malades refusent les boissons qu'on leur présente parce qu'elles font redoubler les vomissements : maux de tête violents ; face pâle, lèvres violacées, figure inquiète, pupilles dilatées, rêves fatigants, vertiges, bourdonnements d'oreilles, faiblesse extrême et tremblement des membres, impossibilité de se tenir debout, bourdonnements d'oreilles ; enfin, prostration extrême. Pendant ce temps, le ventre est rétracté ; généralement il y a des coliques violentes avec selles diarrhétiques abondantes, mais ce phénomène manque quelquefois : suppression des urines ; refroidissement des extrémités et sueurs froides. — Quelquefois tous ces symptômes se trouvent réunis, d'autres fois quelques-uns peuvent n'être que peu ou point perceptibles, mais ils manquent rarement d'une manière complète. — Ensuite viennent les syncopes et la mort.

§ VI. — EFFETS DE LA DIGITALE SUR L'HOMME MALADE.

Dans les maladies, on a cherché à utiliser les propriétés de la digitale ; ainsi, dans les hydropisies, on a profité de sa puissance diurétique pour faire rendre aux malades des quantites considérables d'urine ; on obtient de bons résultats de ce moyen dans un grand nombre de cas, surtout si les épanchements séreux sont occasionnés par des lésions organiques du cœur. C'est en effet contre certaines de ces maladies que l'usage de la digitale offre des résultats qui paraissent quelquefois merveilleux.

Ainsi, il n'est pas rare de voir des maladez atteints d'affections organiques du cœur ches qui tous les accidents disparaissent avec une grande rapidité. Après avoir pris quelques doses d'une des préparations de cette plante, leurs palpitations, la dyspnée ou la difficulté de respirer, cette anxiété particulière à ces malades, tout disparaît avec une telle promptitude, que l'illusion du malade, qui se croit guéri, pourrait presque gagner le médecin. Mais de nouveaux accidents ne tardent pas à venir dissiper cette confiance, et, à la longue, l'action de la digitale finit aussi par s'émousser...

Les Italiens (et beaucoup d'homéopathes) remplacent la saignée, dans les maladies inflammatoires ou aiguës, par la digitale.

L'effet produit est le même, mais la convalescence est plus longue, quoiqu'on ait prétendu le contraire, et l'économie paraît plus profondément débilitée.

Une autre application de la digitale est souvent mise en usage en Angleterre ; comme elle ralentit le cours du sang, on fut amené tout naturellement à l'employer dans les *hémorrhagies* et, il faut le dire, avec succès, quels que soient les organes par lesquels l'écoulement du sang ait lieu. Mais nous croyons qu'il serait souvent dangereux d'imiter la témérité de certains médecins anglais qui vont jusqu'à en ordonner des doses de 20 à 30 grammes par jour !

Mais deux contre-indications formelles à l'emploi de la digitale se trouvent : 1° dans une sensibilité anormale de la région de l'estomac ; 2° dans les cas d'amincissement des parois du cœur. — En effet, lorsqu'il existe de la gastralgie, la moindre dose de digitale ne peut être supportée, et détermine quelquefois des vomissements difficiles à arrêter et qui pourraient provoquer une rupture des parois du cœur ainsi affaibli.

L'action de la digitaline appliquée sur la peau est énergique ; elle produit d'abord de la rougeur, puis une éruption de boutons, et finalement elle peut amener la gangrène des parties avec lesquelles elle est en contact. Pendant ce temps, une portion en est absorbée, et, suivant sa dose, elle détermine les mêmes symptômes que si elle avait été introduite dans l'estomac.

§ VII. — EFFETS DE LA DIGITALINE SUR LES ANIMAUX

1° *Sur les chiens et les chats.* — Les symptômes d'intoxication sont les mêmes que chez l'homme; il suffit de 2 à 4 grammes de poudre de digitale ou de 2 ou 4 centigrammes de digitaline, pour tuer un chien de moyenne taille.

2° *Sur les chevaux.* — Si l'on en excepte les vomissements, qui sont remplacés par des résultats purgatifs, les effets de la digitale sont encore les mêmes : 20 grammes de poudre de cette plante peuvent déterminer la mort d'un fort cheval en peu d'heures.

3° *Sur les lapins.* — L'action de la digitale est presque nulle sur les animaux : un lapin peut avaler impunément une dose de digitale qui tuerait presque instantanément un chien.

4° *Sur les oiseaux.* — Les oiseaux *granivores,* poules, dindes, etc., peuvent, pour ainsi dire, se nourrir de digitale : ils sont à peu près insensibles à son action.

Les oiseaux *carnivores*, corbeaux, hiboux, etc., périssent plus rapidement sous son influence. Il semble que ces animaux exclusivement herbivores, comme lapins, poules, etc., jouissent d'une certaine immunité contre les effets délétères de la digitale.

5° *Les batraciens.* — Chez ces animaux, l'immunité est plus complète encore. D'après Stannius, Morgiardini, King, Beddoes, les grenouilles n'ont qu'une susceptibilité fort obtuse, quant aux effets de la digitale. C'est aussi la conclusion que MM. Homolle et Quevenne tirent des faits rapportés par les auteurs.

Nous avons voulu constater l'action de la digitaline sur le cœur des grenouilles. A cet effet, nous avons touché cet organe avec un pinceau de blaireau imbibé d'une solution de 0,01 centigr. de digitaline dans 10 grammes d'eau. Nous avons répété cette expérience à six reprises différentes, et toujours la cessation des contractions du cœur a eu lieu après un laps de temps qui a varié de une à dix minutes.

Comme moyen de contrôle, nous avons expérimenté avec d'autres substances, et voici les résultats qu'elles nous ont donnés, mis en présence de ceux fournis par la digitaline et à la même dose que celle-ci :

Digitaline, mort du cœur après de		1 à 10	minut.
Cicutine (ciguë),	—	4 à 20	—
Atropine (belladone)	—	6	—
Acide arsénieux	—	16	—
Emétique	—	10	—

On voit par ce tableau que la rapidité avec

laquelle cessent les battements du cœur n'est pas spéciale à l'intoxication digitalique et que d'autres substances possèdent la même propriété, à un degré presque aussi énergique.

Lorsqu'on administre aux grenouilles les mêmes substances par les voies digestives, on constate les mêmes résultats sur le cœur mis à nu, mais après un laps de temps beaucoup plus long.

§ VIII. — SIGNES DE L'EMPOISONNEMENT FOURNIS PAR L'AUTOPSIE.

Après la mort causée par les préparations de digitale, on trouve généralement les veines remplies d'un sang noir, poisseux, non coagulable. Si l'autopsie a lieu immédiatement après la mort, on trouve le cœur rétracté, mais non contracté, car il ne présente pas cette *dureté* caractéristique de la contraction : il est simplement revenu sur lui-même en vertu de son élasticité ou de sa rétractilité. C'est un état passif et non actif de l'organe. Les cavités gauches ne contiennent qu'une petite quantité d'un sang rouge, non coagulé ; les cavités droites sont remplies d'un sang noir et poisseux, semblable à celui qu'on trouve dans les veines et dont nous avons parlé. Plus tard la régidité cadavérique vient saisir le cœur dans cet état de rétraction et l'y maintient jusqu'à ce qu'arrive la période de décomposition ; la vessie est ordinairement rétractée et vide.

Chez les animaux, le cœur, immédiatement après la mort, ne se contracte plus, même sous l'influence de l'électricité, tandis que les membres et les autres organes obéissent encore à l'influence de cet agent.

La muqueuse de l'estomac présente parfois des taches ecchimotiques sous forme d'un pointillé rougeâtre, ou brunâtre si l'action toxique a été lente ; c'est surtout lorsque la mort a été causée par une grande quantité de digitaline, qu'on observe cette lésion ; au reste, celle-ci n'a rien de caractéristique par elle-même, puisqu'elle est fréquente après l'ingestion, même thérapeutique, du tartre stibié, des cantharides, de l'arsenic, etc.

Le moyen ordinairement employé pour constater la présence de la digitaline dans les substances où l'on soupçonne sa présence, comme, par exemple dans l'estomac, ou dans les matières vomies, est basé sur la propriété qu'offre la digitaline de prendre une teinte verte au contact de l'acide chlorhydrique.

Voici le procédé qui peut être mis en œuvre pour obtenir ce résultat.

On fait bouillir dans cinq fois leur poids d'eau les matières soupçonnées ; on laisse reposer le liquide et, quand il s'est éclairci, on y verse peu à peu de la solution concentrée de tannin jusqu'à ce qu'une nouvelle addition ne trouble plus le liquide. Ou recueille sur un filtre le dépôt qui s'est fait au fond du vase, on le fait sécher à l'étuve, on le pulvérise finement puis on le traite d'abord à froid, puis à la température de l'ébullition, par de l'alcool à 90 degrés.

On réunit les liquides obtenus par ces deux traitements, puis on les évapore au bain-marie jusqu'en consistance sirupeuse. On traite le produit ainsi obtenu par de l'alcool à 30 degrés bouillant, lequel enlève la digitaline et laisse les corps gras ou la chlorophylle, qu'il ne dissout pas. On évapore de nouveau, puis on neutralise le tannin par un excès de litharge. — On traite par de l'alcool à 90 degrés, on fait bouillir, puis on filtre.

Le liquide ainsi filtré est amené en consistance de miel, puis mis avec de l'éther concentré dans un petit tube de verre. — On laisse en contact vingt-quatre heures, en agitant fréquemment; on filtre le liquide et l'on le fait évaporer à siccité.

Le résidu ainsi obtenu est lavé avec très peu d'eau sur un filtre, puis comprimé dans du papier non collé, desséché de nouveau et finalement redissous dans de l'alcool à 96° qu'on évapore à l'étuve.

L'essai par l'acide chlorhydrique montre alors si les matières renfermaient une certaine quantité de digitaline; car, par ce procédé on retrouve 4 centigrammes de digitaline dans 350 grammes d'un mélange de matières diverses, viandes, bile, bouillon, herbes, etc., et il est certain qu'une petite portion d'un pareil mélange toxique serait incapable de déterminer la mort des animaux auxquels on l'inoculerait.

§ IX. — SUBSTANCES CAPABLES DE PRODUIRE DES ACCIDENTS SEMBLABLES A CEUX OCCASIONNÉS PAR LA DIGITALINE.

1° *Tartre stibié ou émétique.* — Tout ce que nous avons dit de l'empoisonnement par la digitale s'applique exactement à l'émétique « qui peut, dit M. Rayer, ôter la vie sans laisser de traces de son action »; ce sont les mêmes symptômes du côté de l'estomac, de la figure, du pouls, des membres, etc. En un mot, similitude absolue ; mais il est facile de retrouver l'émétique dans les vomissements : c'est une opération élémentaire.

2° *Camphre.* — L'empoisonnement par le camphre présente encore les mêmes phénomènes, vomissements, nausées, sueurs froides, anxiété, abaissement du pouls, tremblements des membres, etc.; mais l'odeur est caractéristique. Il y a aussi, dans ce cas, une sécrétion excessive de l'urine, qui finit par couler involontairement.

3° *Nitrate de potasse, sel de nitre.* A la dose de 20 à 30 grammes, on a vu ce sel produire des accidents également semblables.

4° *Colchique, vératrine ;*

5° *Scille ;*

6° *Aconit napel ;*

7° *Ciguë ;*

8° *Tabac.*

Nous pourrions répéter, à propos de chacune de ces substances, ce que nous avons dit des précédentes ; mais nous croyons que nous avons assez démontré combien l'erreur est facile, et avec quelle prudence il faut se prononcer, lorsque nous aurons énuméré une dernière fois les symptômes communs aux empoisonnements par toutes ces substances :

Nausées ; vomissements ; tremblements musculaires ; figure pâle ; extrémités froides ; sueurs froides ; pouls petit et lent ; faiblesse générale ; douleurs de tête ; vertiges ; dilatation de la pupille, syncopes, etc.

§ X. — TRAITEMENT DE L'EMPOISONNEMENT PAR LA DIGITALE.

Un fait qui corrobore encore l'assertion précédente, c'est l'efficacité de l'opium dans les empoisonnements causés par ces diverses substances; ce médicament est réellement leur antidote par excellence; dans tous les cas où l'on trouve ces accidents réunis, on peut sans crainte l'administrer à haute dose.

C'est à cette particularité, peu connue en France, qu'on doit devoir, sur certaines ordonnances de médecins, les assemblages incohérents de l'opium et de médicaments jouissant de propriétés différentes ! — On dit alors que l'opium fait tolérer les autres substances; — c'est vrai, il les fait tolérer, mais en les neutralisant, en agissant d'une manière opposée; on garde tout, on ne vomit rien; — mais l'effet définitif est le même que si l'on n'avait rien pris!

A côté de l'opium, nous signalerons encore les préparations alcooliques et surtout le punch; l'ammoniaque et ses préparations, comme pouvant s'opposer avec le plus grand succès à une terminaison funeste.

Une seule maladie pourrait, à la rigueur, être confondue avec ces symptômes d'empoisonnement : c'est le choléra sporadique. Comme la médication que nous indiquons ne peut qu'être utile, même dans ce cas, on ne devra pas craindre de l'employer avant même l'arrivée du médecin, qui saura promptement à quoi s'en tenir et agira en conséquence.

Nous croyons avoir rempli notre tâche; nous avons tâché de nous exprimer le plus clairement possible, élaguant à dessein toutes les expressions techniques, et revenant à diverses reprises sur les parties les plus importantes du sujet que nous avions à traiter.

Un grand enseignement sera donné par ce procès, qui ouvrira les yeux à un grand nombre, et leur fera voir enfin ce que l'on cache sous le manteau de l'homéopathie : *la digitaline*, *la morphine*, etc., toutes substances d'une redoutable activité, mais qu'on peut déguiser sous la forme de globules, à cause des doses très minimes auxquelles on doit les administrer !

Quel désenchantement pour les malades qui croyaient avaler d'innocentes « atténuations ou dilutions » homéopathiques !

Les médecins n'ont jamais été la dupe de ces petites ruses; mais ce n'était pas asssez ; il était temps que la lumière se fît pour tous, et d'une manière éclatante.

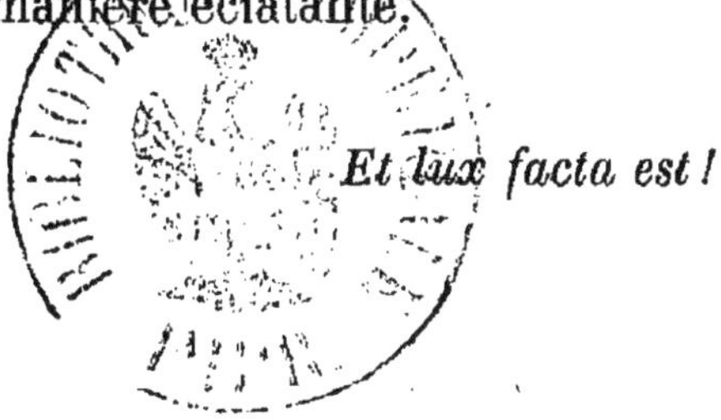

Et lux facta est !

Paris. imprimerie de Dubuisson et Cᵉ, 5, rue Coq-Héron.

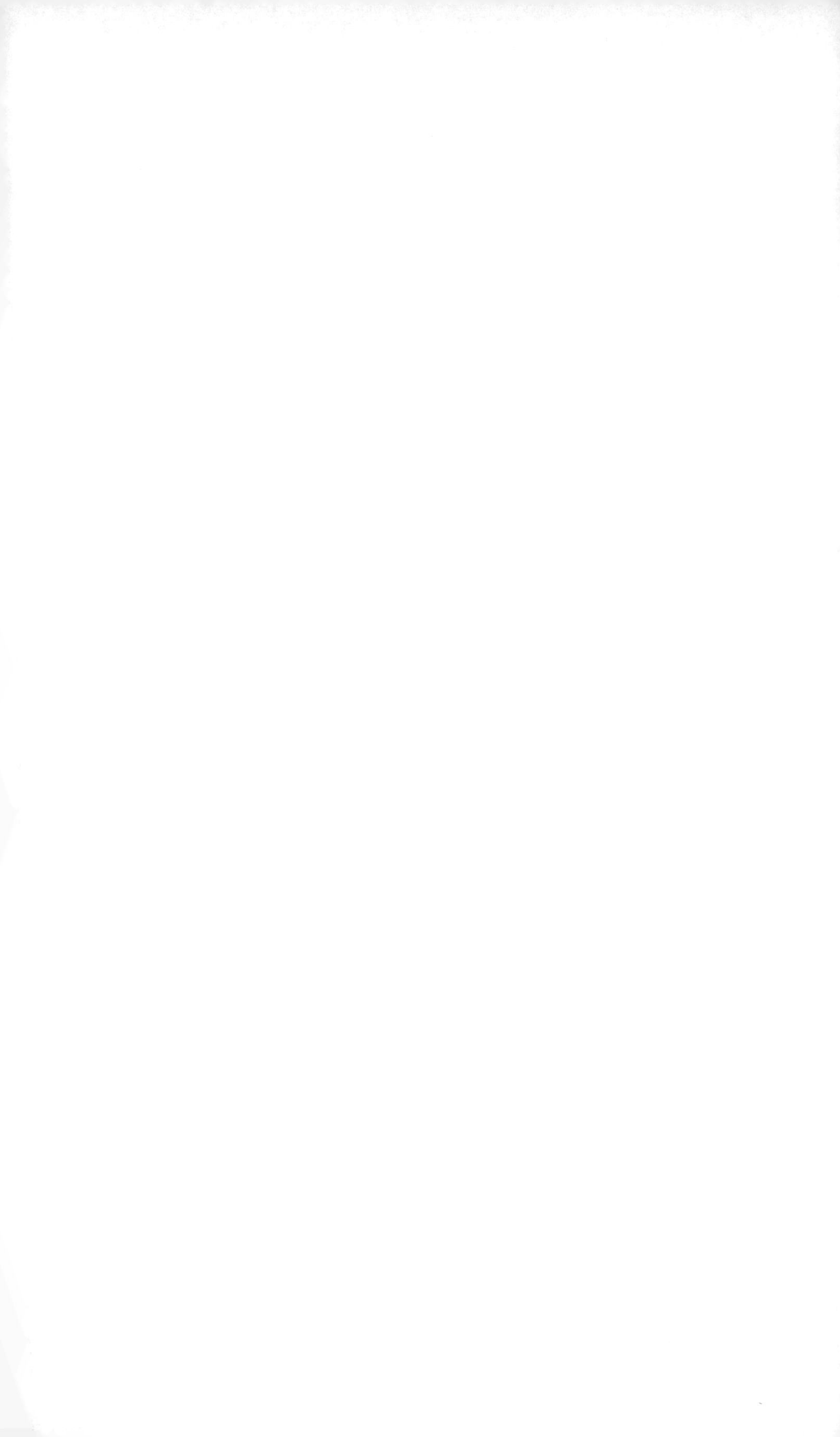

www.ingramcontent.com/pod-product-compliance
Ingram Content Group UK Ltd.
Pitfield, Milton Keynes, MK11 3LW, UK
UKHW020412250726
13967UKWH00006B/2609